AF331641

# D<sup>r</sup> MOUNIER

De Paris

---

DE

# L'ÉLECTRO - AMYGDALOTOMIE

COMME MOYEN D'ABLATION

# DES AMYGDALES

Sans Hémorragie

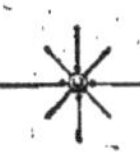

COMMUNICATION

A LA

SOCIÉTÉ MÉDICALE DU VIII<sup>e</sup> ARRONDISSEMENT

4 Mars 1895

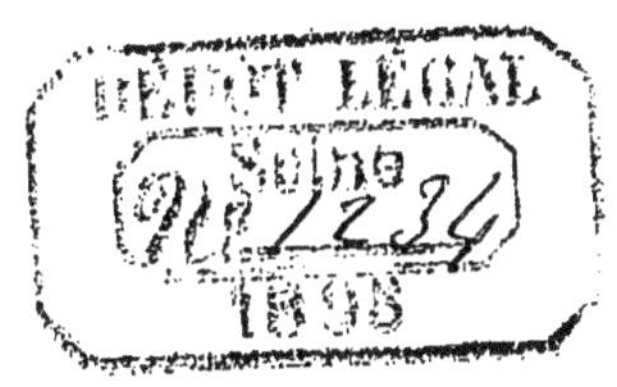


DE

# L'ÉLECTRO-AMYGDALOTOMIE

COMME MOYEN D'ABLATION

## DES AMYGDALES

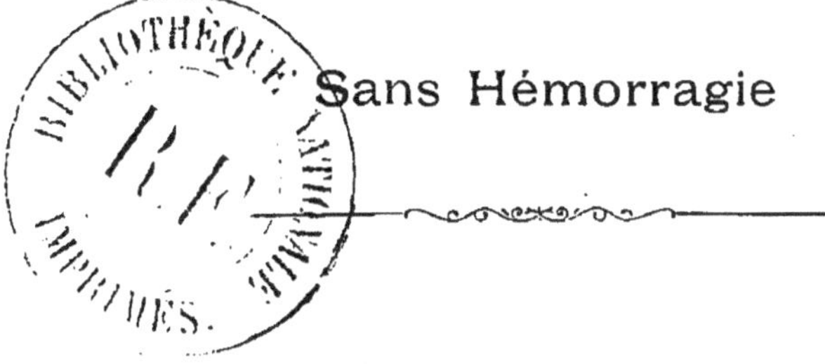


Sans Hémorragie

I

Loin de nous la prétention d'avoir découvert une opération nouvelle; toutefois, si l'ablation des amygdales palatines à l'anse galvanique se pratique déjà depuis plusieurs années, elle n'est pas répandue comme elle devrait l'être parmi les chirurgiens, je dirai même plus, parmi les spécialistes des maladies de la gorge.

Pour notre part, nous utilisons souvent ce mode d'amygdalotomie et nous en sommes encore à chercher les inconvénients de ce procédé; toutefois, nous ne voulons pas, quoique convaincus de l'excellence de cette méthode, la voir seule appliquée dans tous les cas.

Nous avons trop vu pratiquer et trop pratiqué nous-même l'amygdalotomie au moyen de l'amygdalotome de Fahnestock avec d'excellents résultats opératoires, pour abandonner complètement l'instrument tranchant. Si nous préconisons aujourd'hui l'anse galvanique, c'est pour répondre à deux desiderata :

1° En supprimant la crainte de l'hémorragie, engager les praticiens à débarrasser leurs malades en une séance d'une véritable infirmité comme en traînent tant de malheureux;

2° Combattre la tendance de plus en plus marquée de l'ignipuncture, dans les cas d'hypertrophie volumineuse des amygdales, où elle donne de mauvais résultats.

## II

A l'heure présente, et cela depuis plusieurs années déjà, beaucoup de médecins et leurs malades ont une peur terrible des hémorragies consécutives à l'ablation des amygdales. Certains patients intelligents ne veulent rien entendre, ils préfèrent un traitement médical, même prolongé, à une opération radicale, comme si les gargarismes et les collutoires pouvaient quelque chose sur un tissu chroniquement enflammé et hypertrophié.

Quelques-uns même, porteurs d'énormes amygdales, viennent nous demander des pointes de feu au lieu de l'ablation complète. Nous avons dû, pour notre part, céder à ces prétentions quand nous n'usions pas de l'anse galvanique; aujourd'hui, nous amenons facilement ces sujets à l'ablation en une seule séance, et cela à leur grand avantage.

Nous ne savons, au juste, à quoi attribuer cette peur de l'amygdalotomie régnant aujourd'hui jusque chez les praticiens, qui nous envoient un malade en demandant pour lui *quelques cautérisations* des amygdales. Elle doit être le résultat d'un cas malheureux répété par les journaux médicaux ou il a produit l'effet d'une série.

Quoi qu'il en soit, le résultat est déplorable, car l'ignipuncture, ne saurait en aucune façon remplacer en certains cas l'ablation des amygdales, soit d'une manière sanglante (par l'amygdalotome), soit sans hémorragie aucune (par l'anse galvanique).

## III

L'ignipuncture des amygdales entrée dans la pratique courante depuis plusieurs années, et dont nous sommes tout le premier à faire usage, dans les hypertrophies limitées de l'amygdale, a le tort de vouloir s'attaquer à tous les cas.

Certains chirurgiens font de l'ignipuncture superficielle, d'autres partagent au galvano-cautère l'amygdale en plusieurs lobes qu'ils attaquent ensuite tour à tour, ou y font simplement des ponctions dans une direction antéro-postérieure traversant une forte épaisseur du tissu qui se rétracte à ce niveau.

Quand on est en présence d'une amygdale hypertrophiée, mais peu saillante, les pointes de feu superficielles sont logiques; toutefois, quand on les emploie contre une amygdale enchâtonnée, gêné qu'est l'opérateur par la présence des piliers formant sangle à l'amygdale, on n'obtient presque rien si l'on a pas, au préalable, libéré les piliers avec le crochet à discision.

Quant à user des cautérisations superficielles dans les grosses hypertrophies, c'est vouloir de parti pris attirer chez soi le patient un nombre indéterminé de fois, et le faire souffrir pendant un à deux jours après chaque séance, pour arriver à une diminution de volume presque insignifiante. Le résultat, par ce procédé, est à peu près nul, et le médecin, à ce compte, passe pour un inhabile ou un charlatan.

La méthode des cautérisations profondes et des morcellements de l'amygdale au galvano-cautère donne, au contraire, des résultats; mais elle exige, elle aussi, souvent beaucoup de séances, de trois à dix, au moins; et quelquefois plus. Elle est en outre douloureuse, car chaque intervention laisse le patient pendant trois à quatre jours dans le même état que s'il avait une amygdalite aiguë. Quand le malade consent à aller jusqu'au bout tout va bien encore ; mais souvent après quelques séances il se décourage, et reste alors à peu près dans la même situation qu'au commencement du traitement.

L'amygdale attaquée est ravinée ou remplie de puits suivant le mode de cautérisation employé, et les poussées d'amygdalite se reproduisent aussi fréquentes qu'auparavant.

Pour avoir un résultat excellent et durable, l'amygdale hypertrophiée doit être détruite, en totalité du moins, pour la portion qui fait saillie en dehors des piliers ; et nous savons, par expérience personnelle, que, pour atteindre ce but au moyen des cautérisations par le galvano-cautère, il faut de la part du médecin tant de ténacité et de celle du malade tant de complaisance, que le plus souvent le traitement n'est pas prolongé autant qu'il aurait dû l'être et la guérison n'est pas complète.


## IV


Ainsi que nous l'avons dit au début, ce plaidoyer pour l'anse galvanique n'a pas pour but de faire rejeter à tout jamais l'instrument tranchant. Dans les cas d'amygdales hypertrophiées, bien saillantes, dures, non enflammées, — l'amygdalotome reste pour nous un instrument commode par sa rapidité, surtout chez les enfants où la difficulté opératoire tient uniquement aux mouvements désordonnés de défense du petit malade.

Mais l'anse galvanique peut aussi bien être employée chez les tout jeunes sujets que chez les adultes. Avec elle on opère un peu moins rapidement qu'avec l'amygdalotome (une à deux secondes de plus), mais elle a sur ce dernier instrument deux avantages manifestes :

1° Pas d'hémorragie, pas même de suintement sanguin si on suit la technique que nous employons ;

2° Ablation beaucoup plus complète même dans les hypertrophies limitées, ou l'amygdalotome ne fait, trop souvent, que d'ébarber simplement l'amygdale.

Le seul ennui de l'anse galvanique réside dans la production même de l'électricité nécessaire à l'opération, surtout si elle doit être faite au domicile du malade, ce qui est la méthode de choix.

L'outillage nécessaire est cependant peu compliqué, qu'on se serve d'accumulateurs ou de piles ; mais il faut avoir, comme tous les spécialistes, l'habitude de manier l'anse si on ne veut pas avoir de mécomptes.

Deux accumulateurs, de trois kilogrammes, réunis en tension, ou une pile, par exemple le grand et même le petit modèle de Chardin, sont suffisants. Nous reparlerons plus tard des précautions à prendre pour s'assurer du bon fonctionnement de ces appareils.

Nous avons employé tous les manches, mais avec un conducteur d'un modèle un peu spécial. Celui dont nous nous servons, a neuf centimètres de longueur utile, c'est-à-dire de son extrémité libre à la portion qui est fixée au manche, et il est tordu sur son axe d'un quart de cercle. Avec ce dernier dispositif, notre anse métallique présente ses deux chefs superposés et non pas horizontaux comme dans les conducteurs ordinaires. L'avantage de cette modification est que, sans tourner le poignet, l'anse se présente naturellement dans la verticale et prête à enserrer aussi bien l'amygdale droite que la gauche. De plus, notre conducteur a ses deux tubes bien isolés surtout à leur extrémité antérieure, qui se trouve fixée dans un manchon d'ivoire, sur lequel vient exactement s'appliquer l'anse quand on serre à fond pour sectionner l'amygdale. Cette disposition est surtout avantageuse pour avoir une section nette des tissus qui, sans cet artifice, auraient pu s'engager entre les conducteurs.

Nous avons usé du fil de platine, du fil de fer souple, et du fil d'acier rigide. Nous donnons notre préférence à ce dernier, parce qu'il ne laisse pas déformer la boucle de l'anse, comme les deux autres, au moment de la mise en place. Avec lui, en enserre mieux ce que l'on veut prendre d'amygdale, et surtout on le fait plus rapidement en raison même de la rigidité de l'anse. Enfin, et cela a aussi son utilité pratique, le fil de platine habituellement employé pour les serre-nœuds galvaniques coûte beaucoup plus cher que le fil d'acier.

Le fil d'acier doit avoir au moins quatre dizièmes de millimètre de section ; c'est le fil dont nous nous servons. Au-dessous de cette dimension, il faut savoir qu'il peut casser au moment de la section de l'amygdale, soit parce que le nombre d'ampères employés est trop fort et que le fil fond, soit parce que le courant étant trop modéré la traction employée en serrant à fond l'anse dépasse la résistance du fil. Le serre-nœud doit être remonté avec un fil neuf pour chaque opération.

<h2 style="text-align:center">V</h2>

Désirant surtout être clair et pratique, nous avons laissé de côté, systématiquement, tout ce qui a trait à la quantité d'ampères à employer dans cette opération et à la graduation du courant ; c'est dire que nous ne parlerons ni de l'ampèremètre ni du rhéostat.

Peu nous importe, en effet, de savoir si l'intensité du courant employé doit être de cinq ampères ou de douze ampères suivant les différents auteurs qui ont mesuré ces courants ; ce qu'il faut, c'est savoir si la pile ou l'accumulateur employé peut rougir suffisamment l'anse pour permettre une ablation de l'amygdale rapide et pourtant sans hémorragie. Nous allons donner quelques indications à ce sujet.

1º *Sources d'électricité :*

Quand on opère dans son cabinet, les accumulateurs sont préférables, car on a un courant constant et commode à manier, mais à la condition de ne pas changer de place les accumulateurs qui sont (et nous n'avançons la chose qu'à la suite d'une longue expérience personnelle), des instruments infidèles dans leur fonctionnement quand on doit les transporter.

Pour opérer en ville, la pile à auge du docteur Boisseau du Rocher à deux éléments, petit ou grand modèle, genre Chardin, par exemple, remplit complètement le but, car elle est très facilement transportable. Nous insistons seulement sur ce point, que le liquide au bichromate de potasse ou de soude ne doit pas avoir déjà servi, surtout avec le petit modèle de pile, le moins lourd, car l'intensité électrique serait insuffisante.

2º *Contrôle de l'intensité du courant :*

Dans toutes nos opérations, nous reconnaissons pratiquement à notre courant une intensité suffisante pour rougir une anse, lorsqu'il porte au blanc éclatant un cautère droit de six à sept dixièmes de millimètre, *monté* sur le *manche du serre-nœud,* dont les contacts ne sont jamais aussi parfaits que ceux du porte-cautères.

3º *Graduation du courant :*

Pour nous passer du *rhéostat,* c'est-à-dire de l'appareil qui sert à graduer le courant, nous nous contentons, pendant les quelques secondes nécessaires à l'ablation d'une amygdale (et tout en serrant toujours à fond l'anse), de produire de fréquentes interruptions par une pression plus ou moins forte du doigt sur le bouton qui sert à établir les contacts dans le manche.

De la sorte, notre fil reste toujours au-dessous de son point de fusion, et, cependant, il conserve assez de chaleur pour sectionner rapidement les tissus enserrés par l'anse. Nous estimons même que cet artifice permet d'enlever une amygdale avec encore moins de suintement sanguin, qu'en employant un courant constant et réglé d'avance. Il ne faut pas oublier, en effet, que plus l'anse diminue de longueur et plus sa portion libre tend à être portée à une température supérieure, de sorte qu'avec un courant constant, c'est justement quand on a presque plus rien à couper qu'on a le plus d'intensité électrique à sa disposition. Dans ces conditions, ou le fil est volatilisé, ou il coupe un peu trop rapidement les dernières parcelles du pédicule amygdalien, ce qui le fait saigner bien inutilement.

## VI

Quant à l'opération en elle-même, elle est rapide et fort peu douloureuse. Nous badigeonnons ordinairement l'amygdale avec une solution de chlorhydrate de cocaïne au cinquième ou au dixième, quelques minutes avant de placer l'anse.

La durée de section de l'amygdale la grosse et la plus dure ne dépasse pas cinq secondes.

Nous donnons après l'opération au patient un gargarisme à la résorcine au centième, et nous prescrivons le repos à la chambre pendant un jour au moins avec des aliments liquides et froids.

En général, la réaction inflammatoire est peu vive et

l'escharre s'en va par lambeaux du cinquième au dixième jour.

Nous nous sommes bien trouvé deux à trois jours après l'opération de toucher le moignon grisâtre de l'amygdale avec une solution alcoolique de phénosalyl au vingtième ; nous pensons ainsi favoriser la cicatrisation.

Pour les enfants qui ne savent pas se gargariser, nous prescrivons un collutoire à la résorcine au dixième, qui sert à pratiquer, par jour, cinq ou six attouchements légers de la plaie amygdalienne.

Dans l'hypertrophie double, nous n'enlevons jamais qu'une amygdale par séance et nous n'opérons la seconde qu'après complète guérison de la plaie consécutive à l'ablation de la première.

Aussitôt l'opération terminée, nous faisons prendre au malade de petits fragments de glace pendant dix minutes environ, plutôt par excès de précaution, car c'est à peine si le patient rend quelques crachats striés de sang.

Comme complication, nous avons une fois observé un peu d'œdème de la luette qui n'a pas persisté plus de vingt-quatre heures.

Nous n'avons jamais noté d'hémorragie secondaire.


En résumé :

Les avantages de l'électro-amygdalotomie sont les suivants :

1° Absence totale d'hémorragie, même avec des amygdales volumineuses ;

2° Opération peu douloureuse et rapide ;

3° Ablation aussi complète que possible, même des amygdales peu saillantes et inopérables à l'instrument tranchant.

Nous donnons ci-dessous quelques observations qui montreront combien les faits se passent simplement avec ce mode opératoire.

## OBSERVATION I

M^lle X..., 10 ans, voix nasonnée, abcès fréquents des amygdales depuis trois ans.

Amygdales énormes, crypteuses, dures, non enchatonnées, très plongeantes dans le pharynx.

La mère refuse obstinément l'ablation à l'amygdalotome, par crainte d'hémorragie.

Ablation de l'amygdale gauche à l'anse galvanique, dans mon cabinet en présence du docteur Pagès qui m'avait amené la malade.

L'enfant, qui a été très docile, n'a même pas été cocaïnisée ; elle a quelques crachats à peine teintés de sang ; légère cuisson du côté opéré.

Nous donnons un gargarisme à la résorcine à 1 o/o.

Nous revoyons la petite malade cinq jours après ; la cicatrisation est presque complète, sauf une légère couenne membraneuse dans la partie supérieure de la plaie.

L'amygdale droite, qui n'avait pas été touchée, a notablement diminué et nous enlevons ce qui dépasse les piliers à l'amygdalotome. L'enfant prend un peu de glace et les crachats sanguinolents s'arrêtent bientôt.

## OBSERVATION II

M. X..., 25 ans, a toujours mal à la gorge depuis plusieurs années.

Amygdale droite volumineuse de la grosseur d'une forte noix, piliers et voile du palais très vascularisés.

Ablation de l'amygdale à l'anse galvanique (fil d'acier).

Le malade, qui a été cocaïnisé, n'a presque rien senti : « C'est le goût de brûlé qui m'a le plus incommodé », disait-il.

La cicatrisation complète a demandé dix jours pendant lesquels le malade a fait des gargarismes à la résorcine à 1 o/o. Durant ces dix jours nous avons détergé la surface de section à deux reprises avec un stylet garni d'ouate imbibée d'une solution de phénosalyl à 1/20. La déglutition a été assez douloureuse le soir et le lendemain de l'opération ; puis tout est rentré dans l'ordre.

## OBSERVATION III

Femme de 31 ans, soignée par nous pour un abcès de l'amygdale que nous avons dû ouvrir.

Quinze jours après, ablation à l'anse galvanique de cette amygdale encore un peu enflammée et remplie de pus qui sort en abondance des clapiers pendant qu'on serre l'anse.

Désinfection de la plaie opératoire faite par nous, de suite, par tamponnements au phénosalyl à 1/20. La malade retourne chez elle où elle fait six fois par jour des gargarismes à la résorcine à 1 o/o.

Guérison complète au dixième jour. La douleur à la déglutition a duré un jour.

## OBSERVATION IV

Jeune homme, 21 ans, déjà opéré de ses deux amygdales cinq années avant; hypertrophie de l'amygdale *gauche* non par récidive, mais par opération incomplète; poussées continuelles d'amygdalite de ce côté.

L'amygdale offre près de quatre centimètres de hauteur et est absolument divisée de bas en haut en cinq ou six feuillets comme les pages d'un livre.

Le malade et la famille ne veulent plus de l'amygdalotomie qui, la première fois, a fait saigner abondamment le malade, et, dans le cas présent, nous croyons que l'instrument n'aurait fait qu'ébarber l'amygdale sans l'abraser complètement comme nous le désirions.

Nous opérons le malade à l'anse galvanique après cocaïnisation du pourtour de l'amygdale à l'endroit où les fils de l'anse doivent porter.

Amygdale très dure, sur laquelle, en serrant, le fil de notre anse se casse. Nous voulions opérer cette fois au fil de platine.

Nous remontons notre anse au *fil d'acier* et quelques secondes après l'amygdale était coupée sans difficulté; guérison complète au sixième jour.

## OBSERVATION V

Fillette de 8 ans, amygdalite chronique double; amygdales dures, blanches, sclérosées; enfant dormant la bouche ouverte, ronflant la nuit; atteinte de bronchites à répétition.

Etat général mauvais, peu de développement thoracique, teint pâle, plombé.

Les parents ont une peur horrible de l'amygdalotomie, et ne permettent l'opération à l'anse galvanique que sous promesse que l'enfant ne *saignera pas*.

Ablation de l'amygdale droite avec le manche Chardin, conducteur tordu, fil d'acier, en quelques secondes. L'enfant rend à peine quelques crachats sanguignolents.

Nous la revoyons deux jours après ; l'amygdale coupée au ras de piliers laisse un moignon grisâtre, et tout se cicatrise bien en quelques jours sous l'influence d'attouchements à la glycérine résorcinée.

Nous devons revoir l'enfant dans un mois pour enlever l'amygdale gauche.

## OBSERVATION VI

Jeune homme de 19 ans, atteint depuis l'enfance d'hypertrophie des amygdales avec gêne de la respiration et voix terriblement nasonnée, m'est amené par son père que je soigne déjà pour de la rhino-pharyngite.

Là, encore, le malade a été déjà examiné par plusieurs médecins qui ont proposé l'amygdalotomie, et il a reculé devant la crainte de l'hémorragie.

Les deux amygdales dures, sclérosées, sont énormes, surtout la droite. Il ne reste aucun espace entre ces deux boules quand on examine le fond de la gorge.

Après badigeonnage à la cocaïne à 1/10, j'enserre l'amygdale droite au fil d'acier et, en cinq secondes au maximum, l'amygdale est coupée au ras des piliers.

Le morceau enlevé mesure trois centimètres et demi de diamètre sur deux centimètres d'épaisseur, et présente en son centre une crypte remplie de pus.

Hémorragie nulle, à peine quelques crachats striés de sang :

Gargarisme résorciné à 1/100. Guérison complète en huit jours.

La deuxième amygdale est enlevée quinze jours après la première sans plus d'incident.

5oo--48893  Imp. A. Maulde et Cie, rue de Rivoli, 144, Paris.

IMPRIMERIE A. MAULDE ET C<sup>ie</sup>

RUE DE RIVOLI, 144 — PARIS